L'INSPECTORAT

DES EAUX MINÉRALES

L'INSPECTORAT

DES EAUX MINÉRALES

ET

L'ASSOCIATION GÉNÉRALE DES MÉDECINS DE FRANCE

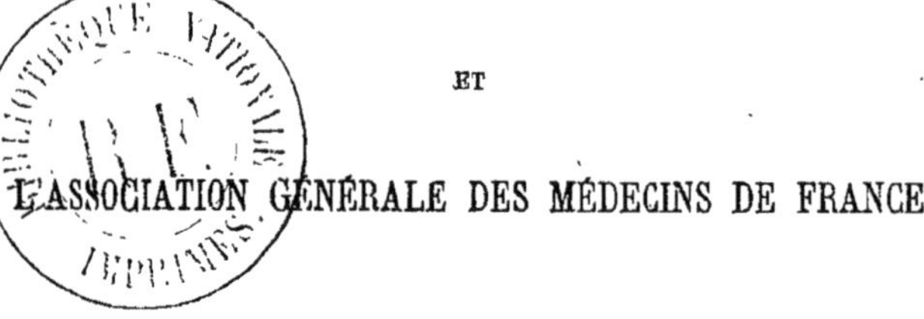

COMMUNICATION FAITE AU CONGRÈS MÉDICAL DE LYON

(septembre 1872)

LYON

IMPRIMERIE D'AIMÉ VINGTRINIER

Rue de la Belle-Cordière, 14.

MDCCCLXXIII

L'INSPECTORAT DES EAUX MINÉRALES

ET

L'ASSOCIATION GÉNÉRALE DES MÉDECINS DE FRANCE

En venant parler de l'inspectorat des eaux minérales devant ce Congrès, nous nous adressons à des confrères qui connaissent le faible et le fort de cette institution, qui l'ont vue à l'œuvre, qui l'ont suivie dans la presse médicale et politique, depuis vingt ans, depuis dix ans surtout. Nous n'avons point à reprendre un plaidoyer vingt fois et cent fois imprimé ; aucun de nos auditeurs ne dirait ce que soufflait à l'oreille de l'un de nous, en sortant de la séance du 8 avril de l'Association générale, un membre du bureau : « *Je ne sais pas le premier mot de la question !* » C'était après l'audition du rapport Hérard ; et vraiment notre confrère avait été distrait ; car ce rapport exprime loyalement les objections et la défense : nous ne puiserons pas ailleurs que dans ses aveux nos arguments contre l'inspectorat, et nous aurons répondu à tous ses défenseurs quand nous aurons examiné les motifs sur lesquels se base le rapporteur pour conserver, après correction, ce mal qu'il croit nécessaire.

Aussi bien, nous ne saurions où chercher ailleurs que dans cette séance de l'Association générale, et dans un seul journal médical, celui de son secrétaire général, A. Latour, les défenseurs de l'inspectorat. — Nous parlons des défenseurs à *visière levée*. — C'est donc la seule adhésion de l'assemblée générale du 8 avril que nous avons à opposer aux protestations des corps médicaux de Lyon, Saint-Etienne et des principales stations thermales de France : Vichy, Aix, Cauterets, Luchon, Mont-Dore, Bigorre, Baréges, Bourbonne-les-Bains, Luxeuil, — aux votes explicites des Sociétés locales des médecins de l'Isère, de l'Hérault, du Rhône, de la Côte-d'Or, de la Vienne, de l'Orne, de la Haute-Garonne, des Hautes-Pyrénées, de la Savoie et de la Haute-Savoie ; — aux délibérations des administrations municipales de Mont-Dore, Luchon, Bourbon-Lancy, Chambéry, Annecy, Rumilly, etc.; — aux vœux motivés des conseils généraux de l'Isère, de la Savoie, de l'Allier, de la Haute-Savoie, des Hautes-Pyrénées, des Basses-Pyrénées, du Puy-de-Dôme, de l'Hérault; —à toute la presse médicale, aux journaux et revues politiques qui ont examiné la question ; — au projet de loi de MM. Parent, Guiter, Ducuing, marquis de Franclieu, Chardon, Adnet, Dubois, Duparc, Guinard, Lefèvre, Taberlet ; au rapport de M. Talon ; à la prise en considération de la Commission d'initiative parlementaire. — Vraiment, de tels témoignages, au nom de la science, de l'intérêt public, de la compétence la plus stricte, sembleraient dispenser de discuter à nouveau.

Cependant, il y a un vote, *implicite sinon explicite*, de l'Association générale au 8 avril ; et le rapport Hérard a été renvoyé à l'Assemblée nationale. — On a déjà dit ailleurs combien de Sociétés locales se trouvaient, ce-jour là, représentées *par hasard* (ou même sans l'avoir voulu), par des inspecteurs en tournée printannière à Paris. On a constaté que l'un de ces délégués l'avait été non par sa Société, mais d'office, par un membre du bureau général. On a remarqué, que plusieurs étaient déjà sortis au moment du vote provoqué à la dernière séance. On s'est aperçu que le renvoi à l'Assemblée nationale avait été le fait d'un délégué dont presque toute la Société avait signé la protestation contre l'inspectorat. Mais enfin le vote est au procès-verbal.

Il est vrai qu'un membre, M. Gigot-Suard a demandé « que « les rapports fussent à l'avenir imprimés et distribués aux « présidents des Sociétés locales, un mois avant l'assemblée « générale où ils doivent être lus ; » et que M. le président Tardieu a cru devoir répondre à « cette très-bonne pensée » que « la conscience de l'assemblée n'avait jamais été surprise... »

Il est encore vrai que, pour une autre question qui touche à la nôtre, pour la *voie de concours* applicable à toutes les fonctions publiques médicales, le président Tardieu a *renvoyé à une autre session* le vote des libérales conclusions du remarquable rapport de M. Jeannel, sans doute pour qu'il n'y eût pas de surprise de conscience...

Il est encore vrai que la suppression des *médecins assermentés*, désirée par l'assemblée générale, en octobre, a été repoussée par elle en avril, malgré le rapport de M. Bardy-Delisle, tant il soufflait ce jour-là, avenue Victoria, un vent hostile à toute réforme ! Ne lui appliquons pourtant pas ce mot sévère, quoique juste, du Dr Jeannel sur la *souveraineté de l'incompétence*, et abordons dans ses détails le rapport Hérard : nous serons aussi concis que possible.

Vous avez lu dernièrement, dans le *Lyon médical*, des *Annotations au rapport Hérard*, qui nous dispenseraient de vous prendre aujourd'hui un quart d'heure précieux et disputé, si leur publication avait pu être achevée avant le Congrès.

1° Les titres de noblesse de l'*inspectorat médical* ne remontent point à Henri IV, qui ne fonda que la *surveillance administrative*. Celle-ci est légitime ; on ne la conteste pas ; mais les eaux minérales sont le seul service public où la surveillance de l'État ait dégénéré insensiblement en un privilége et une *concurrence* patronée par l'État, *au bénéfice du contrôleur*, et au détriment de ses égaux.

2° L'inspecteur n'empêche pas les écarts de la *réclame* : il en est parfois complice, et c'est alors au détriment de l'honorabilité du fonctionnaire. Il en est souvent la cause, parce que sa concurrence écrasante ou ses prédilections provoquent ces écarts de la lutte, et les excusent jusqu'à un certain point. Le meilleur remède aux réclames ineptes ou impudentes serait celui dont le rapporteur ne veut pas l'*inspection collective*, où tout le corps médical d'une station est solidaire, où la voix de tous est toujours prête à étouffer une note discordante, où l'industrie doit compter, non avec les prétentions d'un seul et parfois ses caprices, mais avec le contrôle de tous.

3° On a relevé l'erreur de fait où est tombé M. Hérard à propos des stations d'Angleterre et de la conclusion qu'il en tirait. (V. Despine et le *Lyon médical.*)

4° L'*intérêt des malades*, soit la bonne administration des eaux et leur intégrité, regarde chaque médecin d'abord, et ensuite les règlements de police locale et les ingénieurs de l'État : l'inspecteur n'a charge que de ses malades à lui, et il est plus nuisible qu'utile aux malades de ses confrères. C'est ainsi que, dans une grande station, par l'étiage de 1870, l'eau froide ayant fait défaut aux douches, les malades de l'inspecteur en avaient encore quand ceux de ses confrères devaient s'en passer. — Avouons que le contrôle collectif serait plus efficace et aussi *plus indépendant*.

5° *Les baigneurs indigents!...* On a dit cent fois que l'inspecteur arrive souvent à la station le dernier de ses confrères, et en repart le premier ; que les règlements placent précisément les cures de bienfaisance avant et après la foule ; que l'inspecteur (si l'*État infaillible* ne s'est pas trompé dans sa désignation), est le plus occupé des praticiens de la station et celui qu'obsèdent et accaparent les clients les plus riches. Enfin on répète que tous les médecins revendiquent comme un droit et un honneur, leur part de la médecine de bienfaisance ; qu'ils se tiennent pour offensés par cet autre privilége apparent et menteur : « La charité, dans notre Société, n'est pas la *fonc-* « *tion* de quelques-uns, c'est le devoir de tous. » (*Réflexions sur la note des médecins inspecteurs au conseil d'État.* Guilland, 1864.)

6° *Rapports administratifs et médicaux* à adresser au ministère. — Voir les comptes rendus de l'Académie de médecine depuis plusieurs années. — Ce prétendu service *scientifique* est devenu l'exception ; il le sera de plus en plus, et le rapporteur l'a bien compris lorsqu'il a proposé un remède pire que le mal : le projet Pidoux (1865) « d'échanges officiels entre les divers « inspecteurs pour compléter le *dossier* de chaque baigneur. » Cette tentative de communisme thérapeutique était, croyons-nous, oubliée malgré sa prétention de rajeunir le côté scientifique de l'inspectorat, avec l'idée lancée en même temps par le D\u02b3 Pietra Santa de créer des *inspecteurs de la mer et du soleil.* (Voir D\u02b3 Giraud, *Revue de Nice.* Voir aussi le rapport de M. Talon à l'Assemblée nationale.)

7° On a proposé de substituer à l'*inspecteur concurrent* des *inspecteurs régionaux nomades* et ne pratiquant pas. — M. Hérard combat cette substitution en « énumérant les « avantages de l'inspection permanente exercée par un méde-« cin pratiquant depuis de longues années dans la station, etc. » Il est en contradiction avec le fait fréquent par lequel un inspecteur *arrive d'emblée* à la station dont il ne connaît le nom que par son titre, en contradiction aussi avec lui-même demandant le *roulement hiérarchique.* (V. *Lyon médical*).

8° Aussi bien ce *roulement hiérarchique*, c'est l'exclusion à peu près absolue de l'élément médical local ; c'est l'inféodation des inspections aux médecins sans clientèle fixe, sans résidence habituelle, acceptant la vie nomade du fonctionnaire et le changement de garnisons par ordre. Le roulement n'est pas à décréter ; il existe dans le décret de 1860 ; mais son histoire est courte en ces douze années, à part quelques mutations demandées et quelques autres arbitrairement imposées.

9° A ceux qui ne peuvent être convaincus de l'inutilité de la fonction, on a proposé la substitution de tous à un seul, la *collectivité de l'inspectorat*. Ce système a fait ses preuves à Aix ; on le connaît à Lyon mieux qu'à Paris, et M. Hérard avoue lui-même « qu'il a, durant sept années, rendu les mê-« mes services qu'aurait rendus l'inspectorat personnel... » Mais, chose curieuse!... après cet aveu, il reproche au système collectif de compromettre la dignité professionnelle, de faciliter l'accès aux indignes, de supprimer l'unité des vues, d'anéantir la responsabilité. — Eh! quoi, depuis quand l'association abaisse-t-elle le niveau professionel? Depuis quand a-t-elle cessé d'être, au contraire, moralisatrice, et de forcer les confrères qui y adhèrent à être honorables et bons? Et on a dit cela devant l'Association générale ! Et on ne l'a pas dit plutôt des distinctions arbitraires qui créent parmi les égaux des privilégiés et des ilotes ; qui font deux ordres là où le diplôme n'en admettait qu'un ; qui, selon les énergiques expressions du Dr Couturier devant le Conseil général de l'Isère, « éveillent chez le médecin l'esprit de sollicitation et d'intrigue « et tendent à amoindrir les caractères dans une profession qui « puise une partie de sa force dans le respect dont elle est en-» tourée, et qu'il est d'intérêt public de protéger contre toute « altération de son autorité morale ! »

Où est l'*unité de vues* avec le roulement hiérarchique? Dans le système collectif, c'est le corps médical entier qui en est dépositaire : le président n'est que son délégué. Avec l'inspectorat personnel et à vie, l'*unité de vues* peut bien en être l'absence, ou bien l'entêtement incurable et à vie.

Un haut fonctionnaire nous objectait, il y a peu de jours, la *responsabilité* qui ne saurait, disait-il, être partagée. — « Responsable de quoi ? » lui demandâmes-nous. Le haut fonctionnaire sourit : il s'attendait à cette réponse. En effet, la responsabilité des malades incombe à chaque médecin ; et l'inspecteur n'est pas, que nous sachions, responsable des nôtres. Le directeur, l'ingénieur, ont leur responsabilité technique ou administrative. Laquelle reste au médecin-inspecteur ? Si deux robinets de la même source portent des noms différents (nous en pourrions citer) ; — si deux robinets de source différente ont amicalement échangé leurs noms entre eux, (nous en citerions aussi), verrons-nous là une responsabilité médicale ? L'une est celle de l'employé vis-à-vis du maître dont il dépend, l'autre celle du citoyen devant le public, devant la presse, devant ses pairs ? Nous croyons celle-ci plus digne du médecin que la première ; nous y trouvons plus de garanties pour le public. (Macé, *Savoie thermale*, n° 4.)

Ceci soit dit pour la défense de l'inspectorat collectif, sans prétendre qu'il soit *nécessaire* d'avoir une inspection quelconque personnelle ou collective, sans renoncer à ce qui a été avancé et prouvé de l'inutilité d'une fonction « à laquelle le fonctionnaire seul a survécu ; » mais pour bien affirmer que, si inspection il faut avoir, le système collectif remplit toutes les indications de l'institution mieux que le système personnel, et doit lui être substitué à demeure ou à temps selon les localités et les circonstances ; car c'est là une question relative dont avait sagement tenu compte le projet de loi présenté à l'Assemblée nationale l'an dernier.

10° Le docteur Hérard repousse l'accusation de *monopole* et de *privilége*. Distinguons le droit et le fait, et n'équivoquons pas sur les mots. La désignation du gouvernement constitue un privilége vis-à-vis de la clientèle ; ce privilége se solde par 10, 20, 30, 40 mille francs d'honoraires, concentrés sur le médecin désigné, au lieu de se répartir équitablement entre tous ses confrères, selon la faveur publique, laissée libre dans ses manifestations (1). L'égalité dans les heures est de droit, non de fait : jamais les adversaires de l'inspectorat n'ont reconnu l'existence de cette égalité, comme M. Hérard l'imagine. Ils ont toujours, au contraire, affirmé que les employés ne pouvaient avoir la même déférence et les mêmes prévenances, envers celui qui peut requérir leur renvoi ou leur déplacement, et envers ceux qui ne peuvent rien pour eux, rien contre eux. (2) « A l'étranger, dites-vous, suffit la *présomption* « *d'honorabilité et de capacité* résultant de la désignation ministérielle... » C'est précisément parce que le titre emporte cette *présomption*, sans qu'elle soit légitimée par le mode de nomination, c'est parce que cette préférence fait planer sur ses égaux la présomption contraire, que nous protestons et protesterons toujours contre le discrédit immérité qui nous frappe.

11° « Rien n'empêche, dit M. Hérard, les médecins libres de « conquérir une place élevée dans l'estime du corps médical. » Sans doute, ces exemples se voient : ces dernières années ont mis en évidence « les recherches sérieuses de quelques méde- « cins libres. » Citons, sur les traces de *Fontan*, qui ne fut jamais inspecteur, sur celles d'*Andrieux*, qui ne le fut pas davantage, et pour ne les prendre qu'aux Pyrénées, MM. *Cazeaux*, *Gigot-Suard*, *Garrigou*, *Comandré* etc. Eh! bien, eux et les

(1) Lire l'édifiante histoire de *Mademoiselle Janes*, par le Dr Macé. (*Savoie thermale* n° 7.)

(2) Voir le fait du maréchal *Randon*, dans Dardel. (*Savoie thermale*, n° 1).

autres, ne sont–ils pas les premiers à protester contre l'inspectorat ? Pourquoi ? Parce qu'il faut dix fois plus de mérite pour obtenir la même réputation quand la faveur ministérielle n'y aide pas, que l'on soit devant le public ou *devant l'Académie*; et parce que la même réputation vaudra dix fois moins en rémunération et en distinctions honorifiques, à celui qui est au bas du piédestal officiel qu'à celui qui est en haut.

Tel est l'effet de cette triste institution, que les travaux des médecins libres profiteront toujours plus qu'à eux-mêmes, à celui qui prélève sa part léonine sur le mouvement de la station.

Et s'il en est ainsi pour la science, combien plus l'inégalité est flagrante en fait de progrès dans une installation ! Il suffit qu'une demande émane d'un médecin libre pour qu'elle soit écartée par le conseil officiel. C'est tout naturel. Le fait même de se réunir pour rechercher ensemble les *desiderata* de la station n'est-il pas presque séditieux ? Et n'avons-nous pas lu la lettre d'un préfet parfaitement impartial, et même favorable aux aspirations des médecins libres, amené pourtant, par le vice des règlements et de l'institution, à *tolérer*, (le mot y est), « ce qui peut favoriser les soins que les malades reçoivent des « médecins libres, » et à s'opposer rigoureusement, *de concert avec l'inspecteur*, à ce que « les médecins étudient et éclairent « par la discussion les questions scientifiques ou administra- « tives qui se rapportent aux eaux... » (*Savoie thermale*, n° 4, et autres journaux.) S'ils proposent de créer un *observatoire météorologique*, on leur répondra : « A quoi bon ? » S'ils demandent une place à l'établissement thermal pour un *musée pathologique*, on ne leur répondra pas. S'ils réclament avec instance des modifications impérieusement dictées par l'intérêt du baigneur, même silence.

12° Nous l'avons dit : le docteur Hérard est d'une loyauté

parfaite : de là ses contradictions ; de là aussi ses concessions sur les défauts majeurs du système actuel. Il rêve des « ins-« pecteurs mieux nommés, vraiment dignes, à promotions « hiérarchiques, à fonctions agrandies et élevées. Ainsi trans-« formé dans son origine et dans son organisation, l'inspecto-« rat sera parfait et au-dessus des critiques, sous lesquelles « il est submergé maintenant. » Suivons-le dans ses aveux, dans ses vœux et dans ses restrictions...

« La nomination ministérielle faisait une part trop large à la « faveur, à l'intrigue, aux influences politiques, électorales et « autres. Le comité d'hygiène n'est pas écouté, ou subit des « pressions, et l'élément médical y est en minorité... Le con-« cours a été proposé par le Congrès médical en 1848, par la « Société d'hydrologie en 1854; M. Hérard y voit des obsta-« cles et restreint timidement son application aux stations « d'*eaux puissantes!* » Il faut penser que le gouvernement, à qui sourit l'octroi des places comme celui des bureaux de tabac, trouverait bien moyen, en France, comme en Espagne, d'éluder le concours 88 fois sur 89, sous prétexte de nomi-nations *provisoires* ou *intérimaires.* « Ah! le bon billet!... » (Voir *Gazette des Eaux*, n° 708.)

Au surplus, nous avons vu l'Association ajourner à l'an prochain, sur la proposition de son président général, son vote pour le *concours.*

Du *roulement hiérarchique,* des *dossiers Pidoux,* nous avons déjà parlé.

Reste la péroraison à effet, « le relèvement de la grandeur « et de la prospérité de la France par l'inspectorat... » Que le docteur Hérard nous le pardonne! son enthousiasme ne nous a pas gagnés : pour élever les eaux minérales de France au niveau de celles d'Allemagne, notre chauvinisme ne nous em-

pêcherait pas d'imiter ces dernières, *où l'inspectorat est in-
connu*. (Macé, *Savoie thermale*, n° 4.)

Ce sera plus logique que ce nouvel inspectorat, revu, corrigé
et augmenté, autre que celui que nous combattons, autre aussi
que celui qui a eu l'honneur de la défense du docteur Hérard.
Et nous nous souviendrons modestement qu'il a fallu la guerre
avec la Prusse pour donner à nos stations françaises leur
mouvement de cet été.

Aix, ce 28 septembre 1872.

*Au nom de la Société des médecins d'Aix
et pour la Commission spéciale :*

Dr GUILLAND, rapporteur.

www.ingramcontent.com/pod-product-compliance
Ingram Content Group UK Ltd.
Pitfield, Milton Keynes, MK11 3LW, UK
UKHW022252070726
13613UKWH00005B/2251

Dʀ Alfred GOTTSCHALK

HYGIÈNE

et

RÉGIME ALIMENTAIRE

des

ARTHRITIQUES

Les Causes de l'Arthritisme - Hygiène alimentaire
Régime des Arthritiques - Hygiène de la Peau, du Vêtement,
de l'Habitation, etc. - Cures thermales

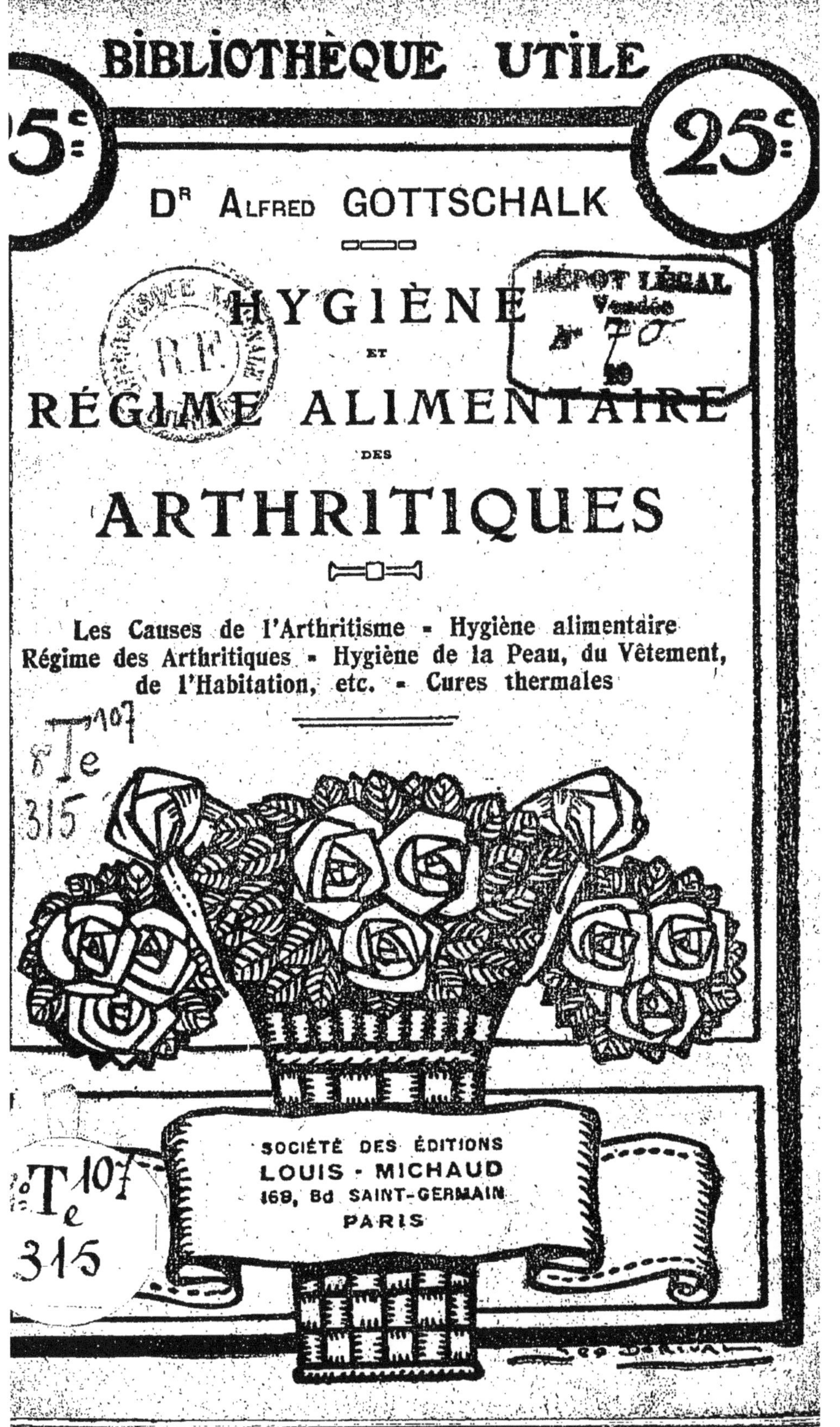